INSTRUCTION

SUR LES

SOINS A DONNER AUX ANIMAUX

QUE L'ON TRANSPORTE DANS LES COLONIES

Par L. LE CORNUÉ, vétérinaire,

Membre de la Société Académique de la Loire-Infre.

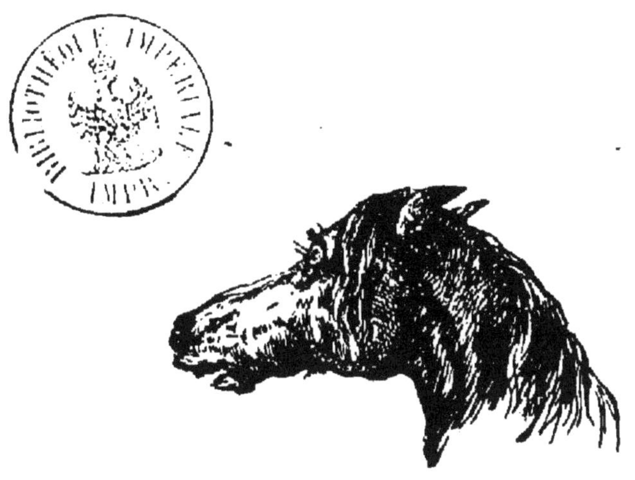

Nantes, quai de la Fosse. — IMP. DU COMMERCE. — Mme veuve Mangin.

1860

INSTRUCTION

SUR LES

SOINS A DONNER AUX ANIMAUX

QUE L'ON TRANSPORTE DANS LES COLONIES

Par L. LE CORNUÉ, vétérinaire

Membre de la Société Académique de la Loire-Infre.

Depuis longtemps les armateurs de Nantes et les capitaines au long-cours se plaignent de n'avoir pas une instruction élémentaire qui les guide dans les soins à donner aux animaux transportés dans les colonies, les muletiers n'ayant ordinairement de connaissances que celles qu'ils s'attribuent très gratuitement à eux-mêmes.

Nous avons pour but aujourd'hui de combler cette lacune; si nous ne l'atteignons pas complétement, nous aurons indiqué du moins le chemin à de plus habiles que nous, et nous serons heureux si ce modeste travail peut être de quelque utilité.

Nous ne nous dissimulons point les difficultés que nous aurons à surmonter. Il est difficile, en effet, d'être bref et de dire sur un pareil sujet tout ce qu'il importe de faire connaître, de donner des notions de médecine et de chirurgie, en termes susceptibles d'être facilement compris, à des gens qui n'ont pas la moindre teinture de ces sciences, et de n'omettre, autant que possible, aucune des circonstances où ces notions peuvent être utiles.

Nous diviserons notre travail en trois parties :

La première traitera succinctement des soins hygiéniques à donner aux animaux ;

La seconde exposera les cas de maladies qui se présentent le plus fréquemment, et les moyens de les traiter ;

Dans la troisième, nous indiquerons les principales préparations pharmaceutiques dont il convient de se munir, les instrumens indispensables au capitaine ou au muletier ; nous donnerons quelques instructions sur les opérations que ne devraient ignorer ni le muletier ni le capitaine.

Nous ne dirons rien des qualités des animaux que l'on exporte ordinairement ; ces qualités étant relatives, par rapport aux colonies où les animaux sont envoyés, aux commandes spéciales que reçoivent les armateurs, au but qu'ils désirent atteindre, et à une foule de circonstances particulières qui ne sont pas de notre compétence.

NOURRITURE ET SOINS HYGIÉNIQUES.

Nous n'avons rien à dire encore de la manière dont doivent être installés les parcs où sont logés les animaux. Nous recommanderons seulement de n'y pas loger un trop grand nombre de bêtes, dans le triple but :

De leur laisser une suffisante liberté de mouvement, sans cependant que cette liberté soit trop grande ;

De ne pas trop vicier l'air qui se renouvelle très-difficilement dans un entrepont de navires, surtout si l'on est obligé de fermer les panneaux pendant le mauvais temps ;

Et, enfin, de permettre de nettoyer le parc et de le laver plusieurs fois par semaine, en serrant les animaux dans l'un des bouts, pendant que l'autre est soigneusement nettoyé.

Il est avantageux de faire légèrement goudronner les mangeoires et le bas des rateliers, si par hasard on veut en installer, quelques jours avant d'embarquer les mules ou chevaux. Sans cette précaution, les animaux s'amusent à les ronger, et il en résulte un travail indispensable pour le charpentier qui n'a pas toujours le temps de le faire lorsqu'on est en route. C'est en prévoyant tous les accidents qui peuvent arriver et les pertes qui en sont la suite, qu'on obtient un bon résultat.

Nous recommandons aussi de ne pas faire l'entrepont trop bas. Pour les mules des Antilles, surtout maintenant qu'on y conduit des animaux de moyenne taille, l'entrepont doit toujours avoir 2 mètres sous barreaux; pour les grandes mules, 2 mètres 40 centimètres et plus. Sans cette précaution, les animaux sont mal à l'aise, reculent, cherchent une position possible, et dans tous ces mouvements s'écorchent souvent aux parois du navire sur lesquelles ils s'acculent, ou à la mangeoire.

Ces dimensions de l'entrepont sont suffisantes pour les chevaux, à moins qu'ils n'atteignent une taille extraordinaire, parce que leur nombre étant moins considérable que celui des mules, on leur choisit des places spéciales entre les barreaux et aux panneaux. Il leur faut aussi une plus grande largueur de place que les mules; de même que les vaches doivent être suffisamment espacées pour pouvoir se coucher, n'étant pas capables de supporter un voyage de plusieurs mois dans une station permanente.

Les mules en voyage, suivant leur taille, doivent recevoir au moins de 7 à 12 kilogrammes de nourriture par 24 heures, en foin, son, fèves, grain concassé, racines, quand il est possible de s'en procurer, et avoine, suivant les circonstances de la traversée.

Plus les repas sont fréquents et à heures fixes, plus ils profitent aux animaux. Cette règle a encore l'avantage de forcer les muletiers à visiter chaque animal plus souvent qu'il ne le ferait, si les repas étaient éloignés, et aussi d'occuper les animaux, de les empêcher de se battre, de tiquer, de manger les rateliers, etc.

L'eau, autant que possible, doit être distribuée trois fois par jour, le matin, à midi, et le soir. Disons ici de suite que sans inconvénient on peut habituer les animaux à boire un dixième d'eau de mer mêlée avec leur ration habituelle, et que ceci, en même temps que la ration est augmentée, a l'avantage de leur tenir le ventre libre et d'éviter quelquefois des coliques et des indigestions toujours dangereuses.

Les exigences du service à bord peuvent ne pas être en harmonie avec ce que nous allons dire de la distribution de la nourriture, parce que ces exigences varient suivant les idées des capitaines qui règlent les détails du service ; mais on peut toujours, sauf les cas où *la nécessité fait loi*, se rapprocher sans difficulté des règles que nous allons prescrire.

Le matin, à 5 heures, 2 kilog. ou 2 kilog. 1/2 de foin, suivant la taille des mules ;

A 6 heures, une première ration d'eau ;

Immédiatement après, 1 litre de fèves que l'on a fait tremper pendant 24 heures et mêlées avec 1 litre de son.

Un peu de paille s'il a été possible d'en loger à bord ;

A 10 heures, 2 litres de carottes ou pommes de terre coupées, si l'on a pu s'en procurer ;

A midi, 2 kilog. ou 2 kilog. 1/2 de foin ;

A 1 heure, un peu d'eau, puis 2 litres de son frisé par animal ;

A 5 heures, nouvelle ration de foin ;

A 6 heures, nouvelle ration d'eau ;

Immédiatement après, 1 litre de fèves trempées et mêlées avec un peu de son ;

Puis de la paille sur les 8 heures, pour le reste de la nuit.

Pendant les mauvais temps, quand les animaux souffrent, on fera bien d'ajouter aux deux litres de son donnés à midi un litre d'avoine.

Le mélange de son et de fèves est toujours avantageux, et si la quantité de son est suffisante pour en donner tous les jours trois fois, on fera bien de n'y pas manquer.

Deux fois par semaine, s'il est possible de faire bouillir de la graine de lin dans de l'eau, on devra faire friser le son avec cette eau refroidie et dans laquelle on laisse la graine. Ce mélange qui purge un peu les animaux et exerce une action émolliente sur la vessie, produit les meilleurs effets. S'il est impossible de faire bouillir la graine de lin, on en donnera alors environ 1/2 litre par bête, mêlée au son et crue.

Quelques jours avant d'arriver à destination, au son que nous recommandons de donner à midi, il sera ajouté un litre ou plus d'avoine par chaque animal.

De temps en temps on devra faire un mélange de moitié son, moitié orge concassée, qui devra être particulièrement distribué aux animaux faibles, en mauvais état ou en convalescence.

Il est important que le capitaine veille, le plus souvent qu'il lui sera possible, à la distribution de la nourriture et fasse augmenter la ration des animaux les plus maigres, en diminuant un peu celle de ceux qui se maintiennent naturellement en bon état. Qu'il ait soin aussi de faire relever le foin tombé, qu'il le fasse donner aux animaux les plus gourmands, si les autres n'en veulent point. L'œil du maître est ici plus que jamais une condition de réussite, et si peu qu'on ait vu d'animaux dans sa vie, on sait toujours bien s'ils sont gras ou maigres.

La ration des chevaux doit être plus considérable en son, avoine, fèves et graine de lin, que celle des mules, et un peu moins considérable en foin. Il est difficile que les chevaux se passent continuellement d'avoine, surtout quand la traversée doit être longue.

Nous ne saurions trop insister, en terminant cette question de la nourriture, auprès des armateurs et des capitaines toujours plus ou moins intéressés au succès d'une opération sur les avantages qui résultent d'une bonne alimentation. De cela seul dépendent souvent l'heureuse vente d'une médiocre cargaison et l'insuccès d'une très bonne, arrivées toutes deux à la même époque dans la même colonie. L'économie, dans l'espèce, est toujours une faute, l'économie d'eau surtout ; la prodigalité n'est jamais un défaut, et par ses résultats devient souvent une source de gain. Il ne nous serait pas difficile de citer des preuves à l'appui de notre manière de voir. Une nourriture uniforme, insuffisante, surtout si elle est de mauvaise qualité, a peut-être été la source de cruelles déceptions, et si nous voulions bien rechercher les causes de morve qui, à notre connaissance, se sont développées dans certaines cargaisons, il ne faudrait pas aller bien loin, et il ne serait pas nécessaire d'en accuser le ciel et les astres, quand on est soi-même le fauteur de ses maux.

La propreté est une condition importante de bonne santé, aussi voudrions nous que deux fois par semaine le parc fût lavé complètement et convenablement, ainsi que les mangeoires, et que ce lavage fût tout les huit jours suivi d'une lotion générale d'eau chlorurée. (1)

Les animaux doivent être étrillés et brossés tous les jours, dans les parties susceptibles surtout de se salir facilement, comme la tête par la poussière du foin, les cuisses, les jarrets par les excréments, les sabots

---

(1) Pour un litre d'eau il faut environ 15 à 20 grammes de chlorure de chaux. On commence par déloger le chlorure avec très peu d'eau pour en faire une pâte bien homogène, puis on ajoute l'eau peu à peu en remuant avec soin le mélange.

Pour 10 litres il faut conséquemment employer 150 à 200 gr. de chlorure de chaux.

par le séjour continuel sur le sol. Les jambes et la tête doivent être lavés de temps en temps, ainsi que les pieds, pour empêcher qu'ils ne s'échauffent. De bons pansages et de la propreté valent un cinquième de la nourriture; c'est, du reste, un moyen d'obvier à bien des maladies. Qu'on laisse séjourner dans les poils et les crins de la tête et de la crinière la poussière du foin, on donne naissance à des maladies de peau que le temps d'une traversée ne permet pas toujours de guérir. Qu'on laisse les excrémens s'accumuler en dedans des cuisses et sur les jarrets, il en résulte une inflammation de la peau suivie de chute de poils, qu'il est impossible de masquer le jour de la vente ; que les pieds s'échauffent sur le sol, vous occasionerez des boiteries, et partant, des pertes que vous devrez d'autant plus regretter que ce sera à votre incurie qu'elles seront dues.

Nous terminerons cette première partie en parlant des soins à donner aux vaches.

Les vaches doivent avoir assez de place pour pouvoir se coucher. Il leur faut donc autant que possible un peu de litière. Leur nourriture doit être plus abondante que celle des chevaux et des mules.

A de petites vaches bretonnes, il faut au moins 10 kilogr. de foin par 24 heures, du son frisé et de l'orge concassée, surtout si l'on veut avoir du lait.

A des vaches de pays, il faut de 12 à 15 kilogr. de

foin, du son et de l'orge, également, et en quantité plus considérable.

C'est pour ces animaux surtout, que des racines ou des tubercules coupés et mêlés à du son sont presque de nécessité.

On doit aussi leur donner de l'eau en plus grande quantité ; l'eau est pour elle un élément de santé bien plus indispensable qu'aux chevaux et surtout qu'aux mules, dont le tempérament est plus apte à supporter les privations que celui des autres animaux qui nous occupent.

La propreté est encore nécessaire aux vaches ; et si on ne les brosse ni ne les étrille, il faut au moins leur laver les cuisses et les mamelles, surtout quand on n'a pas de litière à leur donner et qu'elles sont forcées de se coucher dans leurs excréments, qui sont d'autant plus abondants qu'elles mangent davantage.

DES MALADIES ET DE LEUR TRAITEMENT.

Avant de nous occuper des maladies qui peuvent apparaître dans le courant de la traversée, disons un mot de l'état dans lequel il serait à souhaiter que fussent toujours les animaux avant leur embarquement.

Jamais un animal malade, de quelque nature que soit sa maladie, ne doit être embarqué. C'est un principe général dont il est bien rare qu'on doive se départir. Cependant une mule ou un cheval qui n'ont qu'un léger coup de pied, sans plaie, sans grande inflammation, sans claudication, ne doivent pas être refusés pour cette seule raison. Les mules fatiguées d'une longue route, et qui boitent, ce que les marchands sont convenus d'attribuer à leur tempérament sanguin, et d'appeler *fourbues,* sont généralement vite guéries de ce mal et peuvent être embarquées sans inconvénient, à moins que la boiterie ne soit très intense.

Il en est de même de quelques accidents dont nous n'entreprendrons point l'énumération, et dont, au moment de la réception, il est facile de juger la gravité.

Mais aussi qu'impitoyablement soient mises de côté toutes mules atteintes de *gourme*, surtout quand cette gourme présente un ensemble de symptômes qui en

dénotent l'intensité, comme glandes, abcès, jetage abondant, yeux larmoyants, inappétence, flanc retroussé etc., etc. Jamais on ne peut affirmer qu'une pareille maladie se terminera heureusement, et il suffit d'un cas suivi de conséquences funestes pour faire à jamais prononcer l'éviction des animaux qui se trouvent dans la même position.

En nous exprimant ainsi, nous prenons autant les intérêts du marchand que ceux de l'acquéreur. Si celui-ci est mécontent par suite d'un mauvais résultat, celui-là en supportera toujours les conséquences.

Nous recommandons encore de faire toujours saigner les mules avant de les embarquer. Opposé à cette mesure que nous avons longtemps considérée comme une habitude qui n'avait pas de raison d'être, nous avons été forcé de nous incliner devant les avantages qu'on en retire, sans chercher à les expliquer en ce moment.

La première maladie qui attaque les animaux embarqués et qui se fait sentir pendant quelques jours sur tous en général, est ce que nous pouvons appeler le *mal de mer,* quoique chez eux il ne présente pas les mêmes symptômes que chez l'homme, du moment qu'ils ne vomissent pas.

Ce malaise a peu de gravité, et pourvu que le muletier ne soit pas lui-même malade, il n'a qu'à diminuer la ration pendant quelques jours, donner un peu d'eau blanchie avec de l'orge concassée, un peu d'avoine et les animaux reviendront bientôt à leur état normal.

Dans une cargaison il y a bien plus d'animaux très jeunes que de vieux, c'est une nécessité malheureuse, mais à laquelle il est impossible pour le moment d'obvier. Les jeunes animaux, passant par une brusque transition d'une vie au grand air et pleine d'activité à une vie sédentaire et dans un local d'une étendue très restreinte, contractent presque immédiatement ce qu'on est convenu d'appeler la *gourme*; nous ne discuterons pas la valeur de l'expression, ce n'est pas le lieu.

DE LA GOURME.

Quelques jours avant que cette maladie soit bien déclarée, l'animal est triste, sa tête est appuyée au fond de la mangeoire, ses yeux semblent morts, il prend quelques brins de foin qu'il rejette immédiatement, il appète les boissons, et souvent malgré son avidité ne peut les avaler. Ses flancs sont retroussés.

Tant que l'animal n'a pas d'appétit, laissez-le à la diète; ne lui donnez que quelques brins de foin pour l'occuper, mais ne ménagez point le barbottage tiède avec de la farine d'orge ; ajoutez-y un peu de miel si cette boisson sourit à la bête.

Si aux symptômes que j'ai indiqués plus haut se

joint une grande chaleur dans la bouche, si l'animal bave, faites plusieurs fois par jour des injections dans la cavité buccale avec de l'eau tiède miellée et acidulée avec un peu de vinaigre, et pour cela servez-vous d'une seringue ordinaire, en ayant soin de ne pas injecter le liquide trop violemment pour qu'il n'entre pas dans l'arrière bouche et fasse tousser l'animal.

Ces symptômes persistent ordinairement pendant un ou deux jours. Il leur succède un jetage par les deux narines ; les glandes de la ganache grossissent et remplissent l'intervalle qui sépare les deux branches de la mâchoire inférieure. A ce moment, l'appétit renait un peu; il faut l'entretenir en donnant à manger aux animaux, sans leur en donner à satiété, afin de ne pas les dégoûter.

Si les glandes grossissent sans jetage, passez un séton de deux à trois décimètres au poitrail ; continuez le même régime.

Si le jetage accompagne les glandes, favorisez-le en faisant prendre à l'animal des fumigations émollientes qui consistent à lui placer, sous les naseaux, un baquet à moitié plein d'eau de guimauve bouillante, dont la vapeur est respirée par le malade. Si l'animal respire facilement, couvrez lui la tête d'une couverture ou d'un morceau de toile pour que la fumée lui entre plus immédiatement dans le nez ; s'il respire difficilement, faites la fumigation à l'air libre, sans couverture sur la tête.

Graissez les glandes de la ganache tous les jours avec du populeum ou de l'onguent de laurier.

Tous les matins à jeun, donnez 250 grammes de miel auquel vous ajoutez, en mêlant le tout ensemble, 60 grammes de poudre de réglisse ou de guimauve ; faites avaler ce mélange avec un morceau de bois plat en forme de spatule.

Donnez quelques lavemens émollients, si l'animal est constipé ; suivez d'ailleurs ce précepte toutes les fois qu'un animal est échauffé, et que ses crottins sont secs, petits et durs.

Augmentez la nourriture à mesure que l'appétit renaîtra, et quand l'animal vous semblera guéri, continuez encore pendant quelques temps un régime émollient dans lequel entreront pour beaucoup l'orge, le son, la graine de lin, et les pommes de terre ou carottes, si vous en avez.

Pendant la gourme, que presque toujours les boissons, le son frisé contiennent de l'eau de graine de lin; c'est le meilleur émollient qu'on puisse administrer, en y joignant surtout 15 ou 20 grammes de sel de nitre par jour et même 50 ou 60 grammes de sulfate de soude de temps en temps.

Les glandes qui surviennent sous la ganache ont souvent une tendance à s'abcéder; elles s'amollissent vers le centre, la peau s'amincit, puis se crève, et il en sort une quantité plus ou moins considérable de pus. Pour arriver là sans opération, n'oubliez pas les onctions de populeum ou d'onguent de laurier. On peut hâter la sortie du pus en ouvrant la glande avec un bistouri ou un cautère. Si l'on ose pratiquer cette simple opération, on débarrasse bien plus vite les animaux de leur souffrance.

Au bout de une ou deux semaines, une gourme ordinaire est terminée. Pour durer trois semaines, il faut qu'elle soit intense. Dans ce cas, on doit veiller l'animal avec la plus grande attention, surtout si le jetage persiste, et persiste plutôt par une narine que par l'autre.

Il est indispensable que les animaux gourmeux soient placés tous les uns à côté des autres et séparés des biens portants, de manière à ce qu'ils soient facilement soumis au même régime et aux mêmes soins; on évite ainsi beaucoup de peine au muletier, et souvent la propagation de la maladie.

Quand la maladie finit, les membres s'engorgent ordinairement tous quatre également c'est bon signe, à moins que l'engorgement; n'existe dans un seul membre et soit considérable. Vous avez alors à craindre la formation d'abcès.

Dans le premier cas, rien à faire.

Dans le second, une partie du membre est généralement plus engorgée que le reste ; faites alors des onctions de populeum ou d'onguent de laurier. Si l'abcès se forme, la tuméfaction diminue de largeur et grossit en s'amincissant vers son centre; faites toujours des onctions, puis si vous croyez sentir du liquide dans une poche, comme si vous pressiez sous votre doigt une bouteille de cuir remplie d'eau, ouvrez dans l'endroit le plus mou avec un bistouri et toujours mieux avec un cautère pointu et rougi au feu.

La gourme est finie, les animaux ont maigri forcez la ration, mais avec intelligence, et en donnant toujours des aliments de facile digestion; choisissez le meilleur foin, augmentez la ration d'eau, faites tremper un peu d'avoine ou de fèves dans de l'eau de graine de lin, joignez-y du son pour faire une pâtée dont vous donnez quelques litres par jour aux animaux. En 8 ou 15 jours ils seront en aussi bon état qu'auparavant.

Ne retirez le séton, s'il a été mis, que 8 jours après une parfaite guérison.

DE LA FLUXION DE POITRINE.

Décrire tous les symptômes de cette maladie, ses diverses phases, les soins que chacune nécessite, les exceptions qui modifient souvent le traitement en général, nous semble chose tout à fait superflue, et quoi qu'elle soit en elle-même beaucoup plus grave que la gourme, nous nous y arrêterons beaucoup moins, parce qu'elle est moins fréquente, et que son traitement a beaucoup d'analogie avec celui de la précédente affection.

Quand un animal a les flancs très-agités, que sa respiration est haletante et plaintive, que ses naseaux sont très dilatés, ses yeux très rouges, sans avoir de glandes, et sans qu'il y ait le moindre symptôme de jetage, il est probable qu'il est atteint d'une fluxion de poitrine, ou d'une maladie s'en rapprochant.

Il faut alors le mettre d'abord à une diète sévère, lui faire une saignée de 3, 4 ou 5 litres suivant sa taille ;

Lui passer un ou deux sétons au poitrail, en ayant soin d'en couvrir les mèches avec de l'onguent suppuratif, et même de les imbiber avec de l'essence de térébenthine ;

Lui frictionner vigoureusement les jambes avec un bouchon de paille, jusqu'à ce qu'elles soient réchauffées, et les entourer de laine ;

Lui donner des boissons émollientes, tièdes, légèrement miellées, et dans lesquelles on mettra 15 ou 20 grammes de sel nitre.

Si le battement de flanc continue, renouveler la saignée le second jour, et couvrir les sétons d'onguent vésicatoire, après avoir coupé le poil.

Quand les sétons s'engorgent, c'est un excellent signe, vous voyez alors peu à peu le battement des flancs diminuer, la respiration devenir plus facile et l'animal montrer un peu d'appétit.

Suivez alors le régime que nous avons indiqué pour la gourme, en prenant encore en plus grande considération la nécessité de la diète.

DES PLAIES.

Dans le cours de ces maladies et de quelques autres, les animaux, privés d'appétit, souffrants, dans l'impossibilité de se coucher, s'écorchent souvent en se laissant porter les uns sur les autres, ou en s'acculant aux parois du navire ; il en résulte des plaies, des contusions qu'il faut soigner.

A de bien rares exceptions près, les plaies qu'on doit traiter à bord sont des plus simples, quellequ'en soit la cause, et à ce titre elle ne présentent pas de gravité.

Si la plaie n'est pas considérable, si elle n'est pas le résultat d'un coup violent, si surtout elle n'a pas son siége dans une partie où les os sont immédiatement placés sous la peau, on la guérira facilement et promptement par des soins de propreté , en la lavant avec de l'eau de guimauve tiède, dans laquelle on aura fait dissoudre un peu de chlorure de chaux, puis en la bassinant avec un peu de teinture d'aloës, et la recouvrant enfin de poudre de charbon de bois très-fine qui adhère parfaitement à la surface de la plaie.

Ces pansements très simples devront être *renouvelés au moins une fois par jour*. Cette prescription est très-importante.

Si la plaie est plus vaste, si elle a son siége sur un os, si la douleur est très-violente, et si l'animal à la flèvre et ne mange pas par suite des souffrances qu'il éprouve, faites une petite saignée, diminuez la nourriture, et donnez du barbottage. *Si c'est possible*, enveloppez la partie blessée avec un cataplasme de farine de graine de lin, et faites prendre quelques bains d'eau de guimauve. Dans le cas contraire, faites autour de la plaie des onctions d'onguent de laurier, des lotions d'eau émolliente, en ayant toujours soin de prendre des soins de propreté très grands, et de recouvrir les parties vives de la plaie de poudre de charbon de bois, après les avoir bassinées de teinture d'aloës.

Quelquefois, quand la cicatrisation s'opère, la chair bourgeonne trop vite, et les parties vives de la plaie dépassent la peau de manière à former une exubérance d'un rouge vif qu'il faut détruire ; pour cela, au lieu de poudre de charbon et sans teinture d'aloës, après avoir bien lavé la plaie sans la faire saigner, on la recouvre d'une couche d'alun calciné en poudre dont on renouvelle l'application tous les jours, jusqu'à ce que l'exubérance charnue ait disparu. La plaie étant au niveau de la peau, on recommence les pansements à la teinture d'aloës et au charbon.

Dans l'eau tiède qu'on emploie pour les soins de propreté, il est toujours bon de faire dissoudre une certaine quantité de chlorure de chaux, quel que soit le cas où l'on s'en serve, plaie, abcès, séton, etc., etc. Dans un espace restreint, très chaud, où l'air se renouvelle difficilement, la plus grande crainte qu'on puisse concevoir, quand existe une plaie, c'est le développement de la gangrène. Les émollients tels que l'eau de guimauve, de son, l'onguent populeum, de laurier, s'ils ne font pas naître cette terrible suite des plaies, sont du moins impropres à la prévenir ; les toniques tels que l'eau-de-vie, l'eau-de vie camphrée, la teinture d'aloës, le vin, le vinaigre, l'eau chlorurée (joints aux émollients si la douleur est vive) sont les seuls moyens à employer *constamment* à bord pour l'éviter. Nous ne reviendrons plus sur ce sujet ; mais ***nous engageons les capitaines à prendre cette prescription en grande considération.***

Si par hasard des plaies sont profondes et vastes, il faut commencer par arrêter le sang qui coule abondamment. Nous indiquerions bien les moyens employés par la chirurgie vétérinaire en pareil cas, mais nous ne croyons pas que les capitaines ni les muletiers puissent s'en servir. Aussi nous contenterons-nous de leur dire qu'il faut remplir la plaie avec de l'étoupe imbibée de teinture d'aloës ou d'eau-de-vie camphrée. en la maintenant bien serrée par un bandage qu'on disposera le plus solidement possible par tels moyens qu'on jugera convenable. Ce premier pansement ne sera levé qu'au bout de 24 heures. On ne l'enlèvera qu'après avoir bassiné la plaie avec de l'eau tiède, de manière à ce qu'il tombe seul, sans faire saigner de nouveau ; puis remplacé par un de même nature, mais moins serré, en ayant soin de le renouveler toutes les 24 heures jusqu'à ce qu'il y ait de la suppuration, avec les mêmes précautions.

Quand la suppuration est bien établie, on renouvellera le pansement matin et soir, avec des soins de propreté.

Chez les vaches la suppuration est lente à s'établir, on doit remplacer la teinture d'aloës par de l'onguent suppuratif dont on couvre les étoupes qui servent au pansement.

Jusqu'à guérison les pansements s'effectuent comme pour les plaies de moindre étendue.

Lorsqu'une plaie, vaste ou peu étendue, ou un séton en pleine suppuration, se sèchent sans raison, tout-à coup, il faut chercher à rétablir cette suppuration au moyen de l'onguent suppuratif dont on enduit les étoupes ou les mèches des sétons, et même en frictionnant le tour des plaies avec de l'essence de térébenthine ainsi que les sétons; si dans 48 heures la suppuration ne se rétablit pas, si l'animal bat du flanc, si l'appétit est nul, le poil piqué, c'est un animal perdu qu'il faut sacrifier sans hésitation.

PLAIES DE LA BOUCHE ET DE LA LANGUE.

C'est surtout au moment de l'embarquement des animaux que ces accidents peuvent se remarquer, parce que pendant la route qu'ils ont faite, pendant leur présentation, au moment précis de l'embarquement, on leur a plusieurs fois et plus ou moins brutalement mis la longe dans la bouche de manière à les blesser. Quand on s'aperçoit qu'un animal bave, qu'il ne peut manger quoi qu'il essaie de le faire, que les lèvres sont plus ou moins enflées, il faut immédiatement lui regarder dans la bouche, et il est alors bien rare qu'on n'y découvre pas une plaie sur la langue, ou dans cet espace dépourvu de dents qu'on appelle les barres, et que dans cette plaie plus ou moins profonde il ne se rencontre pas des graines de foin, du son etc., qui la rendent douloureuse et l'empêchent de guérir.

Il faut commencer par enlever avec le doigt, et sans craindre de faire saigner la plaie, toutes les malpropretés qu'elle contient ; puis faire fondre du sel dans de l'eau, y joindre moitié vinaigre, et au moyen d'un bout de bois entouré de linge qu'on trempe dans cette préparation, bassiner la plaie plusieurs fois par jour, surtout après chaque repas, en ayant toujours bien soin de la nettoyer avant do la bassiner. Quelques jours de ce traitement suffisent pour amener la guérison. Si les plaies étaient très-graves, il faudrait l'employer également et laisser au temps à faire ce que nous ne pouvons indiquer maintenant. On peut aussi avec une seringue injecter fréquemment dans la bouche, surtout après les repas, un gargarisme composé de 4 parties d'eau, 1 partie de vinaigre et 1 partie de miel. Ce moyen doit-être particulièrement employé quand la bouche des animaux sent mauvais. En parlant des plaies de la bouche, il n'est peut-être pas hors de propos de parler d'une prétendue maladie connue partout sous le nom de *lampas*. Du moment qu'un animal ne mange pas, peu importe la cause qui est souvent interne, il est convenu qu'il a le *lampas*. Alors, dit-on, il faut le brûler, le couper, ainsi que les *barbes* quand les animaux ne boivent pas. Toutes ces opérations, qui ne servent à rien, doivent être sévèrement prohibées; les pratiquer, c'est une barbarie gratuite. Nous ne les signalons que pour les proscrire.

DES CONTUSIONS.

Une contusion diffère d'une plaie en ce que la peau n'est pas entamée, et que les parties qu'elle recouvre sont meurtries, par suite du choc qu'elles ont reçu ou par un frottement quelconque.

Si la contusion est légère, elle ne réclame aucun traitement.

Si elle est plus violente et *récente*, le traitement consiste en applications de substances astringentes telles que l'eau froide salée et surtout dirigée sur la partie contuse avec une seringue ou une petite pompe, comme si l'on voulait donner une douche, l'eau vinaigrée, l'eau blanche, *souvent renouvelées*. (1)

Si la contusion est ancienne, que la chaleur de la partie soit vive, la douleur considérable, il faut employer les émollients, cataplasmes de farine de graine de lin, populeum, onguent de laurier. Si l'animal

(1) Pour faire l'eau blanche ajoutez à 2 litres d'eau, environ 1/2 verre d'extrait de saturne.

souffre beaucoup, une légère saignée est d'un bon effet.

Quelquefois la contusion occasionne un *abcès*, alors il faut suivre les prescriptions que nous avons indiquées plus haut dans le cas d'abcès

Il est une contusion fréquente, résultat de l'appui plus ou moins violent du poitrail des animaux sur la mangeoire, et qui est bien connue des capitaines et des muletiers sous le nom *d'avant-cœur*. Pour faire cesser ce mal, il faut d'abord faire cesser la cause, et pour cela, si l'on ne peut modifier la forme de la mangeoire, il faut la garnir d'une matelassure faite avec des étoupes recouverte d'un morceau de toile et assez épaisse pour que l'appui ne produise plus de contusions. Si des lotions émollientes, des onctions de populeum, quelques frictions camphrées ne suffisent pas pour faire passer cette grosseur très désagréable à la vue et qui gêne les animaux, on passe un séton de haut en bas dans touteson étendue, et l'on excite fortement la suppuration avec l'onguent suppuratif. D'abord *l'avant-cœur* augmente sous l'influence du séton, mais au bout de 15 jours de suppuration il aura disparu.

DE L'ŒDEME.

A bord d'un navire cette maladie est ordinairement occasionée par la station permanente des animaux. Le plus souvent il se développe sous le ventre. C'est une tumeur qui occupe tout ou une partie de la région sous ventrale, et qui se caractérise par un peu de chaleur, peu de douleur, une certaine mollesse qui permet que le doigt fortement appuyé dans une partie quelconque du mal, y laisse son empreinte en creux pendant un certain temps.

Quand l'œdème a son siége sous le ventre, il convient de donner dans son épaisseur quelques coups de flamme, plus ou moins, suivant l'étendue. De ces ouvertures il sort une eau rousse dont on facilite l'écoulement par la pression des parties environnantes ; quelquefois il en sort du sang qu'il est difficile d'arrêter ; on y parvient en fermant l'ouverture faite par la flamme avec une épingle, comme une saignée.

Le lendemain du jour où l'on a pratiqué ces scarifications, on fait dans toute l'étendue de l'œdème une large application de populeum qu'on renouvelle tous les jours, en enlevant avec du savon noir et de l'eau tiède l'onguent appliqué la veille. On peut encore faire des fumigations sous le ventre, en plaçant entre les quatre jambes de l'animal un vase rempli d'eau bouillante, et enveloppant la bête d'une couverture ou d'une grande toile qui tombe jusqu'à terre. Si l'engorgement n'est ni chaud ni douloureux, on hâte sa disparition par des frictions de vinaigre très-chaud, d'eau-de-vie camphrée. Ces derniers moyens sont *les seuls* à employer quand l'engorgement existe aux membres.

Lorsque l'œdème se développe au fourreau des mâles

il est bon d'administrer à l'intérieur, dans du barbottage, un peu de sel de nitre (30 gr. par jour), et en outre de nettoyer l'intérieur du fourreau avec de l'eau tiède et du savon noir. Dans l'engorgement du fourreau il ne faut jamais donner de coups de flamme.

DE L'INFLAMMATION DES MAMELLES.

Une maladie qui a, par suite de son traitement, quelque analogie avec celle dont nous venons de nous occuper, c'est l'inflammation des mamelles chez la vache, avant ou après le vêlage.

Au début de la maladie, les mamelles se tendent, se tuméfient, deviennent douloureuses, et sont parsemées de nodosités sous la peau.

Plus tard la tuméfaction s'étend le long des cuisses et sous le ventre ; les mamelles rougissent et l'écoulement du lait s'arrête. L'animal a de la fièvre, accusée par les battements du flanc, et par la chaleur ainsi que la sécheresse du mufle.

Lorsque la tuméfaction est légère et la douleur peu intense, la maladie cède facilement aux lotions d'eau de guimauve, aux onctions de populeum sur les mamelles, qui doivent être vidées avec le plus grand soin du lait qu'elles contiennent.

Lorsque la douleur est forte, il faut avoir recours aux saignées, aux lotions très calmantes d'eau de guimauve auxquelles on joint quelques têtes de pavot, aux lavements d'eau de graine de lin, et surtout aux fumigations longtemps prolongées, et souvent renouvelées sous les mamelles. A cela on doit joindre une demi-diète, de légères purgations en donnant chaque jour 90 grammes de sulfate de soude dissout dans un litre d'eau chaude, pendant le temps que dure la maladie, et des boissons rafraichissantes. Il se forme quelquefois des abcès, on les soigne comme nous l'avons indiqué.

DES MALADIES DE LA PEAU.

Nous engloberons sous ce seul titre toutes les maladies de la peau dont la distinction serait oiseuse ici, et dont les traitements ont assez d'analogie les uns avec les autres pour n'en faire qu'un, applicable à toutes les maladies cutanées.

Il est bien rare que les animaux soient atteints de maladie de peau au moment de leur embarquement; l'attention avec laquelle ils sont ordinairement visités avant leur départ est du moins un obstacle à la contagion de cette maladie. Cependant il arrive souvent, au printemps surtout, que des mules aient diverses parties du corps, et particulièrement la tête, l'encolure et les fesses, dénudées presque complètement, et que dans ces endroits la peau soit rouge, chaude et un peu enflammée. Cet état de la peau se fait surtout remarquer sur les mules grasses et qui sont restées longtemps à l'écurie pour y être engraissées avant la vente.

Une bonne saignée, des lavages sérieux avec de l'eau savonneuse, quelques frictions de populeum suffisent pour faire disparaitre cette légère inflammation de la peau, à la suite de laquelle le poil repousse rapidement. Du reste, dans toutes les maladies de la peau le premier remède à employer est une très grande propreté, et ce moyen, quel que soit le siége du mal, est facile à mettre en pratique chez les mules qui n'ont que peu de crins à la queue et dont la crinière et le toupet sont toujours taillés en brosse. La propreté est un premier remède, mais c'est avant tout un remède préventif.

Une fois la peau bien nettoyée dans les endroits où la maladie semble un peu grave, on frictionne légèrement avec de la *benzine* qu'on peut se procurer chez tous les pharmaciens, et qu'on prendra le moins rectifiée possible, afin de n'en pas exagérer la valeur. Une ou deux frictions suffisent ordinairement pour que le mal disparaisse en même temps que la démangeaison occasionée toujours par ces maladies. L'emploi de la benzine irrite un peu les animaux à la manière de l'essence de térébenthine, mais cet effet dure peu de temps et n'a pas d'inconvénient. Un demi verre suffit pour frotter tout un côté de l'encolure, par exemple.

Dans le cas où l'on n'aurait pas de benzine, il est un onguent bien simple à faire, c'est un mélange à parties égales de *goudron et de savon vert,* dont on enduit deux ou trois fois les endroits malades, puisqu'on soigne et lave comme si l'on s'était servi de benzine

De légères croûtes se forment ensuite, tombent au bout de quelques jours, et quand on voit sous ces croûtes la peau blanche, souple et propre, on lave avec de l'eau savonneuse pour en hâter la chute.

Si la maladie de peau est autour des yeux, de peur que la benzine ne s'introduise dans l'intérieur de l'œil, on peut faire quelques frictions *d'onguent napolitain.*

DE L'ÉBULLITION.

On appelle de ce nom une maladie qui se caractérise par une éruption de boutons plus ou moins larges, plus ou moins rapprochés sur quelques parties et quelquefois sur la totalité du corps. Cette affection cède toujours à l'emploi d'une saignée et d'une demi diète avec barbottage pendant 24 ou 48 heures.

DE L'APOPLEXIE.

Connue encore vulgairement sous le nom de *coup de sang*, cette maladie se manifeste subitement et frappe les animaux tout-à-coup ; ils tombent et semblent avoir perdu toute sensibilité ; leurs yeux sont dilatés et très-rouges, les naseaux sont très ouverts, leur intérieur est rouge aussi, la respiration est haletante.

Ce mal est grave, rapide, et se termine facilement par la mort ; il faut y porter un prompt remède, et pour cela retirer l'animal d'entre les autres, l'exposer à l'air le plus possible, lui faire des douches d'eau froide sur la tête, mêler à cette eau du sel ou du vinaigre en petite quantité, lui faire respirer des vapeurs de vinaigre et lui frictionner les membres avec de l'essence de térébenthine. Lorsque l'animal commence à revenir à lui, lui faire une bonne saignée de 5 ou 6 litres. Si le cas semble pressant, on doit faire cette saignée même quand il est encore couché. Pendant les jours qui suivent une pareille attaque, on doit faire observer une diète rigoureuse, avec du barbottage et quelques lavements, et ne remettre l'animal à la ration ordinaire que peu à peu, en évitant de lui donner des aliments indigestes et qui poussent trop à l'engraissement.

DES MALADIES DES YEUX.

Sans aucune autre distinction, nous allons encore traiter des maladies qui peuvent survenir dans les yeux pendant une traversée, en nous en tenant aux plus simples.

Elles sont occasionées par des corps étrangers qui s'introduisent dans les yeux, tels que des brins de foin, de paille, de la poussière, des coups brutalement donnés sur la tête, des morsures etc. Il faut donc avant tout se rendre compte de la cause du mal, et pour cela, si l'on ne voit pas de traces de coups ni de morsures, écarter les deux paupières avec précaution, et chercher si quelque corps étranger ne se serait pas introduit dans l'œil. Si l'on en découvre, il faut l'enlever immédiatement, puis bassiner l'œil avec de l'eau fraiche dans laquelle on ajoute pour un verre d'eau une demi-cuillerée *d'extrait de Saturne* et plusieurs gouttes de *laudanum*, suivant que la souffrance est plus ou moins vive.

Si l'œil est très enflé, douloureux, très rouge, on fera bien de pratiquer une petite saignée du même côté de l'encolure, et d'introduire dans l'intérieur même de l'œil quelques gouttes d'un mélange d'eau de guimauve et de laudanum, (1) tout en bassinant l'œil fréquemment avec de l'eau de guimauve à laquelle on aura ajouté quelques têtes de pavot, et qu'on aura préalablement passée à travers un linge.

Si le mal est produit par un coup, le même traitement doit être suivi, et accompagné même de compresses maintenues sur l'œil et imbibées d'eau de guimauve laudanisée.

Si c'est une morsure légère, même traitement encore ; s'il y a plaie, elle guérira en même temps que l'œil. Si la plaie est grave, un peu large, qu'elle ait déchiré la peau, tâchez d'en rapprocher les bords avec des épingles comme quand on ferme une saignée,

---

(1) Pour faire ce collyre prenez :
Eau de guimauve filtrée à travers un linge fin, 60 grammes.
Laudanum, 10 gouttes.
Mêlez bien dans une petite bouteille.

en ayant soin de ne pas trop serrer le lien de crin ou de fil qui entoure l'épingle, puis pansez comme il est dit plus haut. Si l'œil est guéri avant la plaie, que les épingles tombent, pansez la plaie avec de la teinture d'aloës, en ayant soin qu'il n'en entre pas dans l'œil.

A la suite des maladies de l'œil, il reste quelquefois sur le globe de l'œil des taies qui ne l'envahissent pas tout entier ; soufflez alors dans l'œil tous les matins du sucre, et mieux du sucre candi réduit en poudre impalpable en y mêlant bien exactement un dixième environ de sel de nitre très-finement pulvérisé.

DES COLIQUES.

Les coliques prennent aux animaux dans deux circonstances auxquelles il faut bien faire attention : pendant ou immédiatement après le repas, ou dans les intervalles des repas.

Dans le premier cas, elles sont presque toujours la suite d'une indigestion.

Dans le second cas, elles sont ordinairement occasionées par une trop grande abondance d un sang riche, et peuvent être considérées comme un coup de sang sur les intestins.

Si c'est une indigestion qui est la cause des coliques, les aimaux cessent tout-à-coup de manger, ils baillent, grattent le sol avec leurs pieds de devant, regardent leurs flancs, cherchent à se coucher, à se rouler; la bouche est chaude, sèche, les yeux sont larmoyants; la tête est basse et souvent appuyée sur la mangeoire. On entend des gargouillements dans le ventre, et la sortie plus ou moins bruyante de vents par le fondement.

Si la colique est légère, la diète, l'administration d'un ou deux litres de thé mêlé avec du vin, de l'eau-de-vie, ou de l'élixir calmant contre les coliques (1) doivent d'abord être mis en usage, en même temps que quelques lavements émollients et des frictions sèches vigoureusement faites par tout le corps et particulièrement sur les membres. On couvre l'animal s'il fait froid.

Si malgré ces soins les coliques persistent, elles sont alors la suite d'une inflammation de l'estomac ou des intestins; on les combat alors par des saignées et par d'abondants breuvages et lavements émollients.

Si les coliques surviennent entre les repas et sont occasionées par le sang, les symptômes déjà indiqués se manifestent avec plus d'intensité : l'animal se couche et se débat violemment, regarde son ventre et cherche à se mettre sur le dos. Il se relève, se recouche, et n'a pas un moment de tranquillité. Il survient des tremblements convulsifs, des sueurs partiel-

(1) On trouve cet élixir tout préparé chez MM. Proust frères, rue Dugommier.

Il s'administre à la dose de 30 à 60 grammes par litre de thé.

les en dedans des cuisses des jambes de devant, sur les flancs ; les membres sont froids, les naseaux sont dilatés, et si l'on ne porte pas rapidement remède, l'animal meurt dans d'atroces souffrances.

La première indication à suivre c'est de faire immédiatement une large et copieuse saignée qui, si l'animal est jeune, fort et vigoureux, ne doit pas être de moins de 4 ou 5 litres. Si l'animal continue de se tourmenter, on renouvelle la saignée au bout de deux heures mais seulement de 2 ou 3 litres. On administre en même temps dans un demi litre d'eau à la température ordinaire 5 ou 6 cuillerées à bouche d'élixir calmant contre les coliques. On renouvelle cette administration comme la saignée. Sur les quatre membres on fera de frictions vigoureuses avec de l'essence de térébenthine, renouvelées une ou deux fois au besoin. A tout ceci, on joint l'administration de lavements émollients tièdes, auxquels on joint une ou deux cuillerées d'huile par lavement, si la défécation est nulle ou seulement difficile. Quand ce traitement a amené du mieux, on laisse l'animal à la diète, puis à la demi-diète et au barbottage tiède pendant quelques jours, avant de le remettre à sa ration.

Il est bien entendu que dans tous les cas de coliques il faut retirer l'animal du parc, ou du moins l'y placer dans un endroit espacé, et assez éloigné des autres animaux pour ne pas avoir à craindre d'accidents.

Enfin il existe des coliques produites par une inflammation de la vessie ; elles offrent à peu près tous les symptômes que nous venons de signaler, mais ce qu'il y a de remarquable, c'est que le trépignement des membres s'exécute presque uniquement dans les membres postérieurs, que la queue est agitée d'un mouvement continuel de va-et-vient dans tous les sens, que les animaux essaient d'uriner presque continuellement et que quand ils y parviennent ce n'est qu'en petite quantité, avec de grandes douleurs, des plaintes ; que l'urine est troublée, le plus souvent rougeâtre, et quelquefois même comme du sang.

Au commencement d'une pareille maladie, vulgairement connue sous le nom de *rétention d'urine*, on fera des saignées légères et réitérées, on donnera des lavements émollients, des boissons composées avec la décoction miellée de graine de lin, on fera des fumigations sous le ventre, on placera un cataplasme à nu sur les reins. On aura soin de ne pas donner de sel de nitre, ni de médicaments excitants, ils augmentent le mal au lieu de le guérir. On remplacera ces médicaments tout le temps que dureront les coliques par un breuvage camphré administré matin et soir. (1)

(1) Prenez 2 grammes de camphre, placez dans un verre, ajoutez-y quelques gouttes d'alcool le plus rectifié possible ; le camphre se réduit alors presque en poudre, ajoutez un jaune d'œuf, mêlez bien de manière à ce que le camphre disparaisse, versez dans 1 litre d'eau de graine de lin, secouez le mélange et faites avaler à l'animal.

DES CREVASSES.

Nous n'avons pas besoin de dire ce que sont les crevasses. Tout le monde connaît ce mal. A bord elles ne peuvent pas être graves, toutes les raisons qui leur donnent ce caractère n'existant pas.

Pour les guérir, il faut bien nettoyer la partie malade, puis tous les jours la frotter avec du populeum, en ayant soin d'enlever les parties grasses avec de l'eau tiède et du savon de temps en temps. Enfin faire des lotions d'eau blanche pour terminer la guérison.

On appelle *prise de longe* une crevasse artificielle produite par le frottement réitéré d'une corde ou de la longe qui attache l'animal dans un pâturon. Cet accident se traite comme les crevasses.

DE LA FOURCHETTE ÉCHAUFFÉE.

Cette maladie qu'on ne découvre qu'en levant les pieds des animaux pour les leur laver, consiste dans un suintement de très mauvaise odeur qui se développe dans la fourchette par suite du repos constant à l'écurie, surtout quand les pieds sont continuellement dans la malpropreté. Bien dégager la fourchette avec un couteau, laver le dessous du pied avec de l'eau fortement chlorurée, puis l'enduire de goudron qu'on introduit avec un bout de bois dans les interstices de la fourchette, suffisent pour guérir ce mal quand il commence. S'il est plus invétéré, si le pied sent très mauvais, on introduit dans la fourchette, avec du goudron, de *l'onguent Egyptiac,* dont on renouvelle l'emploi un ou deux jours seulement.

Il est toujours facile d'éviter ce mal par une très-grande propreté.

DE LA FOURBURE.

Quand en faisant changer les animaux de place, pour nettoyer le parc, on s'aperçoit que, sans causes connues, un animal a de la peine à marcher, qu'il semble n'appuyer ses pieds qu'avec crainte sur le sol et comme s'il marchait sur des épines, on dit généralement qu'un animal est *fourbu,* surtout encore si les sabots sont très chauds.

Une saignée abondante, des applications d'eau froide sur les sabots, des frictions d'essence sur le bas des jambes, une purgation obtenue avec 250 grammes ou 500 grammes de sulfate de soude, une demi-diète, avec barbottage, suffisent au bout de quelques jours pour guérir cette maladie.

DE LA MORVE ET DU FARCIN.

Il nous reste à parler de deux maladies terribles qui ne se développent heureusement pas souvent dans les cargaisons, mais qui y font des ravages terribles, et dont les conséquences sont bien funestes pour les armateurs et les capitaines ; c'est la morve et le farcin.

Nous ne voulons qu'éveiller l'attention sur ces deux

funestes maladies, engager les capitaines à surveiller leurs animaux avec la plus scrupuleuse exactitude, leur donner quelques moyens de les reconnaître, et les prier, dans leur intérêt et dans celui de leurs armateurs, quan ils sont à terre, de chercher les occasions de voir des chevaux morveux, d'en voir même l'autopsie, en compagnie d'un homme compétent qui leur fera toucher le mal du doigt et leur apprendra à reconnaître ainsi des symptômes que tout ce que nous disons ne leur fera apprécier qu'imparfaitement.

Nous voudrions donc qu'une ou deux fois par semaine, le capitaine lui-même visitât ses animaux *au point de vue de la morve,* et constatât ceux qui jettent par une seule ou par les deux narines, et ceux qui ont des glandes ou n'en ont pas. Nous voudrions que les animaux qui jettent ou qui sont glandés soient mis à part, les plus malades ensemble, les autres ensuite, puis soumis à un examen journalier pour reconnaître si leur jetage et leurs glandes sont des symptômes de *morve* ou seulement de *gourme.*

Nous allons exposer comparativement les symptômes des deux maladies :

Dans la morve les animaux jettent, mais alors ordinairement par une seule narine, et toujours plus par l'une que par l'autre.

Ce jetage est jaunâtre, vert, grumeleux, quelquefois sanguinolent, comme formé de deux parties, l'une plus liquide, l'au-

Dans la gourme les animaux jettent par les deux nariues également.

Le jetagé nne fois développé est de suite abondant, il est blanc, crêmeux, identique dans sa composition, il n'adhère

tre plus épaisse et nageant dans la première, d'abord peu abondant, puis augmentant insensiblement ; certaines parties se sèchent et s'attachent fortement au pourtour des narines.

Dans la morve le jetage au lieu de diminuer ne fait qu'augmenter ou du moins reste stationnaire.

Dans la morve les glandes n'existent que d'un côté, et tout auprès de l'os auquel elles semblent attachées, elles ne roulent pas sous le doigt, la peau y est adhérente, elles semblent formées de plusieurs glandes distinctes réunies en une seule, ce qui rend leur surface inégale et bosselée. Elles ne diminuent ni n'augmentent, n'abcèdent presque jamais, et sont souvent douloureuses au contact ; elles sont bien distinctes des parties environnantes, et parfaitement limitées.

La glande est toujours située du côté du jetage.

qu'un peu au pourtour des narines et est facile à détacher, il diminue à mesure que la maladie tire à sa fin.

Les glandes occupent toute la partie située entre les deux branches de la mâchoire inférieure, elles sont homogènes, en les tâtant on ne sent pas d'inégalités ou de bosselage sous la peau, c'est un empâtement considérable plutôt qu'une glande; elles ne deviennent sensibles que quand elles sont sur le point d'abcéder ; en très peu de temps elles grossissent pour arriver à la suppuration, ou disparaissent comme elles sont venues sous l'influence du traitement que nous avons indiqué.

Tels sont les symptômes comparatifs de ces deux maladies qui permettent de les confondre pour un œil peu exercé, ou peu attentif qui n'a pas voulu profiter des occasions qu'il a eues de s'instruire *devisu*.

Mais il en est un troisième qui n'existe pas dans la gourme et est constant dans la morve, ou du moins sans l'existence duquel on ne peut *juridiquement* condamner un animal comme morveux, ce sont les *chancres*. Nous allons en dire un mot.

En écartant avec les doigts les ailes du nez, on voit

une cloison qui sépare les deux narines l'une de l'autre; c'est sur cette cloison qu'apparaissent le plus le plus souvent les *chancres*. Ils sont quelquefois situés très-profondément, aussi faut-il chercher à voir aussi loin que possible dans la cavité nasale, et pour cela en faisant lever la tête par un aide, diriger la lumière de manière à bien éclairer les parties qu'on veut explorer.

Au lieu d'être unie, lisse, rosée et parsemée de petits vaisseaux remplis de sang qui sont faciles à voir à l'état sain, la muqueuse du nez, ou autrement dit, l'espèce de peau qui en recouvre l'intérieur, présente une couleur blafarde, est épaissie, et les vaisseaux semblent cachés dans cet épaisissement; dans certains endroits, dans un seul quelquefois, on remarque une perte de substance de cette muqueuse, plus ou moins large, mais dont les bords sont toujours déchiquetés et ressemblent assez bien aux morsures que les limaçons font sur les fruits; ces bords sont toujours plus épais que le reste de la muqueuse, ils sont un peu rouges, mais d'un rouge pâle et blafard, ainsi que la partie qui les entoure immédiatement; si on passe le doigt dessus on sent une exubérance notable. Quelquefois ces chancres sont recouverts d'une croûte facile à enlever, et qui une fois enlevée laisse apparaître les caractères que nous venons d'énumérer.

Quelquefois aussi des croûtes se collent sur la par

tie inférieure de la cloison dans la *gourme*, mais une fois enlevées, la muqueuse n'est nullement intéressée et est aussi mince que dans les autres parties.

Enfin tout animal qui jette depuis longtemps, qui a des glandes et dont la maladie, sans qu'on puisse lui fixer une terminaison prochaine, revêt un caractère chronique, doit être sacrifié, surtout si l'on est près du lieu où les animaux doivent-être débarqués.

Nous avons énuméré les symptômes les plus apparents de la morve, les seuls que nous puissions indiquer dans un travail de cette espèce. Mais en terminant nous répéterons encore l'invitation que nous avons faite en commençant aux capitaines qui s'occupent du transport des animaux, de voir, quand ils sont à terre, le plus d'animaux morveux qu'il sera possible, et accompagnés de gens du métier qui sauront leur faire acquérir l'expérience que nous ne saurions leur communiquer ici.

Nous n'avons pas de traitement à indiquer ici, il faut *toujours sacrifier l'animal atteint de morve.*

Le *farcin* est une maladie qui a avec la morve la plus grande analogie, parce qu'elle est contagieuse, parce quelle se développe spontanément, parce qu'une fois bien caractérisée, elle est presque aussi incurable, et parce qu'enfin elle se termine toujours par la *morve* si l'on persiste à continuer un traitement sans résultat, au lieu d'abattre l'animal.

Le farcin, considéré comme maladie devant fixer

notre attention dans les circonstances qui nous occupent, se présente sous forme d'abcès, qui, sans raisons connues, se développent dans différentes parties du corps, en affectant un volume plus ou moins considérable. Quand ces abcès, qui du reste ne sont pas douloureux, comme ceux qui nous ont occupés, s'ouvrent soit naturellement, soit par la ponction, il s'en écoule un pus jaunâtre, grumeleux, huileux, mal lié ; les bords de la plaie qui résulte de leur ouverture deviennent jaunâtres, pâles, presque livides ; ils sont frangés et ressemblent à un énorme chancre. Quand un abcès se guérit en le soignant, il s'en ouvre d'autres dans différents endroits, sans qu'on puisse fixer l'époque où cette maladie se terminera.

Quelquefois le farcin se présente sous la forme d'un engorgement considérable d'un ou de plusieurs membres, toujours sans causes connues. De cet engorgement partent en remontant, des espèees de cordons noueux, dont les nodosités deviennent quelquefois des abcès eux-mêmes avec les caractères que nous avons désignés. Dans l'engorgement lui-même s'ouvrent souvent des dépôts de pus considérables ; toujours ce pus est jaunâtre, filant, huileux, toujours les plaies sont livides, fougueuses, à bords échancrés.

Si ces symptômes persistent, si la suppuration ne se tarit pas, si les plaies conservent une mauvaise couleur, malgré les premiers soins qu'on pourra donner, il ne faut pas hésiter à sacrifier l'animal, surtout s'il vient à se déclarer en même temps du jetage par les naseaux, et par l'un plus que par l'autre.

L'animal atteint du farcin comme de la morve, est ordinairement triste, son poil est mauvais, piqué, terne, hérissé ; il ne mange que du bout des lèvres ; la digestion se fait mal, la diarrhée arrive souvent, ainsi qu'un appauvrissement général qui occasionne toujours la mort, si l'on ne prévient ce moment par le sacrifice de l'animal.

Nous ne répéterons jamais trop qu'il faut séparer les animaux atteints de cette maladie, jusqu'au moment où l'on a pris une détermination.

Il nous reste à donner la liste des principaux médicaments nécessaires dans la traversée ; à indiquer les instruments qui sont indispensables, et les opérations très simples que le muletier est appelé à pratiquer, et dont il n'a souvent pas la moindre idée en partant. Combien y en a-t-il qui n'ont jamais saigné qu'une fois, qui n'ont jamais que *vu* passer un séton, qui ne savent même pas donner un lavement, et qui souvent par leur maladresse compromettent la vie des animaux et lèsent gravement les intérêts des armateurs et des capitaines par leur incurie et leur impardonnable ignorance !

Nous n'adopterons pas de classification dans l'indication que nous allons faire des médicaments, nous suivrons l'ordre dans lequel nous avons décrit les maladies.

Quant à la quantité qu'on doit prendre de chacun d'eux, cela tenant à la plus ou moins grande fréquence de certaines maladies à bord, c'est aux capitaines qu'il appartient de la fixer.

1. Miel.
2. Onguent populeum.
3. Onguent de laurier.
4. Poudre de réglisse ou de guimauve.
5. Sel de nitre.
6. Sulfate de soude.
7. Eau-de-vie camphrée.
8. Teinture d'aloës.
9. Farine de graine de lin.
10. Alun calciné.
11. Onguent suppuratif.
12. Extrait de Saturne.
13. Chlorure de chaux.
14. Benzine commune.
15. Savon vert.
16. Laudanum.
17. Feuilles de guimauve.
18. Elixir calmant contre les coliques.
19. Essence de térébenthine.
20. Camphre.
21. Egyptiac.
22. Vésicatoire.

23. Têtes de pavot.
24. Onguent napolitain.

INSTRUMENTS.

2 flammes contenant chacune deux lames. Il convient qu'une seule de ces lames soit un peu longue afin de pouvoir saigner une vache, si c'est nécessaire, quand il s'en trouve à bord. Les autres lames doivent être courtes ; peu importe alors qu'elles soient plus ou moins larges.

Nous avons presque toujours remarqué que les instruments employés à bord sont de mauvaise qualité, et surtout très-mal faits. En cherchant à faire une économie, on peut quelquefois éprouver une perte considérable.

La différence de prix entre les bons et les mauvais n'est pas assez grand, pour qu'elle puisse être prise en considération.

2 bistouris. Ils doivent être indépendants de la flamme. Il est difficile, même quand on en a l'habitude, de se servir d'un bistouri dont le manche est excessivement lourd ; à plus forte raison c'est un inconvénient pour les muletiers, qui manquent généralement d'habitude.

2 cautères en pointe. L'un doit être un peu plus gros que l'autre, et chacun deux doit être emmanché à demeure dans un manche de bois très simple et léger.

Une ou deux aiguilles à séton se démontant en deux ou trois morceaux. La partie élargie de l'aiguille ne doit pas être très-large, et la pointe ainsi que deux millimètres de chaque côté de cette pointe doivent seuls être tranchants. L'aiguille à séton dans son ensemble doit avoir 50 centimètres de longueur et être percée d'un œil à chaque extrémité.

Un cure pied, qui n'est autre chose qu'un morceau de fer du diamètre d'un demi centimètre, et recourbé en forme de crochet dont la pointe est mousse. Cet instrument sert à nettoyer les pieds.

Une ou deux *rainettes* sont encore utiles pour enlever la corne qui se casse de chaque côté des pieds, et aussi pour la rogner un peu, même au besoin, pour dégager une fourchette échauffée et enlever la corne décollée sous laquelle il se trouve quelquefois de la suppuration.

Deux seringues sont encore indispensables : une grande pour administrer les lavements, une moyenne pour faire des injections dans l'intérieur des abcès, afin de les bien nettoyer.

Deux paires de ciseaux, soit pour faire la toilette aux jambes et dans les oreilles, et alors il faut des ciseaux appropriés à cet usage ; soit pour couper le crin d'une saignée, les mèches d'un séton, etc. etc.

Nous n'avons pas besoin d'ajouter qu'il faut des étrilles, des brosses en crin, des brosses de chiendent, des éponges, des peignes à larges dents, quelques couvertures pour les animaux malades etc., etc., ainsi que des baquets ovales tenant dans la mangeoire pour les faire barbotter.

La première des opérations qu'un capitaine et qu'un muletier doivent savoir bien faire, c'est la saignée. Il faut avoir soin de la pratiquer plutôt dans la moitié supérieure du cou que dans la moitié inférieure. Nous croyons qu'il est bon à bord de se servir d'une corde au moyen de laquelle on intercepte momentanément la circulation dans la veine pendant la saignée. Ce procédé a l'avantage de faire voir la veine aussi grosse que possible, et par conséquent de la rendre facilement accessible ainsi que de permettre aux animaux de se livrer à des mouvements plus ou moins brusques sans arrêter le cours de la saignée. Cette corde dont la pression doit-être suffisante pour faire grossir la veine et pas assez pour gêner la respiration, sera arrêtée par une boucle facile à dénouer en tirant sur le bout libre. Quand on juge la saignée assez abondante, on applique *d'abord* le doigt sur l'ouverture pour arrêter le sang, *puis* on lâche la corde, et *enfin* on place l'épingle bien au milieu de l'ouverture, en prenant suffisamment de peau pour que la suture soit solide et en ayant soin de ne pas tirer à soi. Il faut, quand on a saisi les deux bords de la saignée, pousser plutôt sur le cou de l'animal que soulever la peau. On finit par maintenir l'épingle au moyen de quelques brins de crin mouillé ou d'un gros brin de fil. Il faut laver à grande eau pour enlever le sang sans frotter.

Il est rare qu'une saignée s'enflamme à bord et devienne un thrumbus, les animaux étant toujours attachés assez court pour ne pouvoir se frotter. Si un pareil accident arrive, il faut immédiatement faire une bonne application de populeum sur la grosseur autour de l'épingle, ou encore, comme font les marchands, une application de beurre salé. Si ces moyens sont inefficaces, au bout de deux ou trois jours, on coupe les poils sur toute l'étendue de la tumeur, et on y applique une légère couche de vésicatoire épaisse comme une pièce de cinq centimes, qu'on laisse ensuite sécher sans autres soins.

Le séton doit toujours être placé au poitrail; c'est là qu'il est le plus facile et le moins dangereux à passer, soit comme accidents consécutifs à l'opération, soit comme crainte des coups que peuvent donner les animaux. Il faut placer un *tors-nez* à l'animal, et lui faire lever un pied de devant avant de commencer cette opération. Pour la bien pratiquer on fait d'abord une incision à la peau au moyen d'un bistouri, puis, prenant son aiguille de la main droite et se plaçant du côté droit de la bête, on l'introduit doucement, en ayant soin qu'elle se trouve toujours immédiatement sous la peau qu'on soulève avec la main gauche en avant de la pointe de l'aiguille et de manière à diriger cette pointe jusqu'à l'endroit où l'on veut qu'elle sorte.

Les soins de propreté doivent commencer aussitôt qu'on voit la suppuration apparaître aux deux bouts du séton. Quand on le lave, il faut avoir soin de ne jamais presser dessus jusqu'à le faire saigner. Après avoir retiré la mèche, il faut encore presser sur le trajet pendant plusieurs jours, pour en bien faire sortir la suppuration, et le laver jusqu'à ce qu'il soit complétement refermé.

Un *abcès* peut s'ouvrir d'un coup de flamme ou avec un bistouri. Si l'on se sert de la flamme, on cherche l'endroit où la peau est la plus molle et prête à s'ouvrir d'elle-même, on place la pointe de la flamme sur cet endroit, puis on frappe un coup de bâtonnet sur le dos de l'instrument comme pour une saignée. Si l'on se sert d'un bistouri, il faut en prendre la lame entre le pouce et l'index, de manière à ne laisser de libre que la partie de cette lame qu'on veut introduire dans l'abcès, puis on l'introduit assez rapidement, en ayant soin d'éviter les mouvements brusques de l'animal qui pourraient faire pratiquer une ouverture bien plus large qu'il n'est utile de le faire, et pour cela il faut appliquer un bon *tors-nez* et faire lever un pied. Si l'on veut ouvrir un abcès fermé dans les glandes sous la ganache, il faut avoir soin de tenir son bistouri de manière que le tranchant soit dirigé en haut, et en voici la raison : Au-dessous des glandes existent des artères et des veines très importantes; si vous tenez le tranchant de l'instrument tourné du côté de ces glandes, c'est-à dire en bas, et que, au moment même où vous plongez le bistouri dans l'abcès l'animal vienne à rejeter brusquement la tête en arrière, vous courez risque de couper en travers les vaisseaux dont nous venons de parler et de provoquer une hémorrhagie que vous ne sauriez comment arrêter.

C'est pour cela que nous aimons mieux qu'on se serve d'un *cautère en pointe* qu'on fait chauffer à blanc, et qu'on introduit dans l'abcès à l'endroit désigné sans crainte de faire fausse route, ni d'occasioner d'hémorrhagie comme avec les instruments tranchants.

Quand on veut faire prendre un breuvage, il faut d'abord avoir soin d'entourer le cou de la bouteille avec de l'étoupe ou du linge. Sans cette précaution, si l'animal casse le goulot avec ses dents, il peut se blesser. Il faut aussi faire avaler les breuvages à petites gorgées, et si l'animal tousse, lui faire baisser la tête de suite et ne continuer que quand la toux a cessé. Jamais il ne faut faire boire de force les animaux qui ont des affections de poitrine ou de gorge, parceque le liquide, en pénétrant dans ces organes provoque des quintes de toux qui aggravent le mal.

Quand on donne un lavement il faut avoir soin, une fois la seringue remplie, d'en chasser d'abord un peu de liquide en tenant la canule en l'air, de manière à ne pas introduire d'air dans le corps de l'animal.

Ces indications sont loin d'être suffisantes pour apprendre à faire les opérations que nous avons indiquées à quelqu'un qui ne les a jamais faites, mais elles peuvent servir à éviter quelques accidents qu'on regretterait.

Nous croyons avoir passé en revue les maladies qui se présentent le plus fréquemment à bord, et avoir indiqué, le mieux qu'il nous a été possible, les principaux moyens de les traiter ou d'en prévenir les funestes effets si l'on ne peut obtenir une guérison complète avant le débarquement.

Nous n'avons point eu, tant s'en faut, la prétention de faire un ouvrage didactique, et dans les limites que nous nous étions imposées, nous avons forcément laissé des lacunes que ne nous pardonneraient point les hommes de science, dans le cas où cet opuscule viendrait à tomber entre leurs mains, s'ils ne se souvenaient toujours que nous ne travaillons que pour des gens inexpérimentés qui auront encore assez de peine à se reconnaître dans le petit nombre de maladies dont nous avons traité, et qui ne se serviraient point d'un travail, plus complet et plus long, et par conséquent plus compliqué et inintelligible pour eux.

Si nous avons fait quelques omissions involontaires,

si nos explications ne semblent pas assez claires, s'il se présente quelques cas particuliers dont nous n'ayons point parlé, nous sommes toujours à la disposition des capitaines qui voudront bien nous consulter, et prêt à leur donner de vive voix ou par écrit les explications dont ils croiront avoir besoin.

Nantes, imp. de Mme veuve Mangin.

TABLE.

ERRATA. — Page 10, deuxième ligne de la note, au lieu de : « On commencera par *déloger* » lisez : On commencera par délayer.

www.ingramcontent.com/pod-product-compliance
Ingram Content Group UK Ltd.
Pitfield, Milton Keynes, MK11 3LW, UK
UKHW020435180726
13839UKWH00004B/1504

9 782329 314167